DU

TRAITEMENT DES FRACTURES

DE L'EXTRÉMITÉ INFÉRIEURE

DU RADIUS

PAR

Ernest VANNEREAU,
Docteur en médecine de la Faculté de Paris.

PARIS
A. PARENT, IMPRIMEUR DE LA FACULTÉ DE MÉDECINE
A. DAVY, successeur
31, RUE MONSIEUR-LE-PRINCE, 31
1881

DU

TRAITEMENT DES FRACTURES

DE L'EXTRÉMITÉ INFÉRIEURE

DU RADIUS

PAR

Ernest VANNEREAU,

Docteur en médecine de la Faculté de Paris,

PARIS

A. PARENT, IMPRIMEUR DE LA FACULTÉ DE MÉDECINE

A. DAVY, successeur

31, RUE MONSIEUR-LE-PRINCE, 31

1881

DU

TRAITEMENT DES FRACTURES

DE L'EXTRÉMITÉ INFERIEURE DU RADIUS

Après avoir suivi durant le temps de nos études plusieurs services de chirurgie, après avoir vu un grand nombre de fractures de l'extrémité inférieure du radius nous avons été surpris de voir la multiplicité des traitements et des appareils que l'on appliquait dans ces cas. Cette année même dans le service de M. Labbé nous avons eu l'occasion de voir une véritable série de fractures du radius traitées différemment.

Nous avons pu voir les différents résultats donnés par ces divers appareils. Dès lors nous avons eu l'idée de prendre ce traitement comme sujet de notre thèse. Nous avons cherché dans les auteurs et nous avons été surpris de voir qu'un grand nombre d'appareils, que l'on applique journellement, que tous les chirurgiens connaissent, sont complètement passés sous silence.

Certains appareils ont été décrits dans les cliniques; leurs avantages, leurs inconvénients, leur mode d'application y ont été développés, mais nous n'en avons trouvé la description nulle part, et ce sujet si rabattu, si banal, des fractures de l'extrémité inférieure du radius n'est complètement traité dans aucun livre; il manque toujours le traitement, ou tout au moins, hâtons-nous de le dire, le traitement tel qu'il est appliqué actuellement par la plupart de nos maîtres.

Dans l'article du Dictionnaire encyclopédique de Voillemier, nous trouvons le traitement fait avec soin et complètement; mais quel chirurgien traite actuellement les fractures de l'extrémité inférieure du radius, comme les traitait Voillemier? Aucun et personne ne dit comment elles sont traitées.

Les nouvelles notions que l'on possède, notions qui ont été si bien étudiées par M. le professeur Trélat sous l'inspiration du quel a été faite la si remarquable thèse de Schmit (1), les nouvelles théories qui ont été établies, prouvées au point de vue de la fracture qui nous occupe, sont restées stériles et le traitement, complément obligé de tout travail clinique, est totalement passé sous silence dans la thèse que nous venons de citer.

C'est ce complément que nous nous efforçons de présenter; c'est cette tâche que nous voulons entreprendre.

Après un historique du traitement appliqué jusqu'à ces derniers temps aux fractures du radius, après avoir nommé les différents auteurs qui se sont occupés de cette question, sans pour cela refaire tout l'historique bien connu et bien long des fractures de l'extrémité inférieure du radius, nous arriverons aux travaux modernes et nous décrirons dès ce moment les modifications apportées au traitement par les modifications subies par les théories.

(1) Thèse de Paris.

Après ce premier chapitre nous examinerons les indications que fournissent les diverses fractures du radius auxquelles on peut avoir à faire, nous examinerons dès lors les symptômes qui peuvent entraîner une indication thérapeutique à laquelle il nous faudra obéir. De l'étude de ces symptômes il nous sera permis de déduire quelles indications doit remplir l'appareil que nous choisirons et quel appareil nous choisirons pour telle ou telle variété de fracture.

Nous examinerons ensuite les dangers, les complications et les inconvénients que peut entraîner un traitement insuffisant ou mal compris des fractures qui nous occupent.

Nous ne décrirons pas chacun de ces points en particulier, nous ne nous étendrons pas en de grands développements; le sujet étant connu pourtant, il nous fallait en parler, et nous l'avons fait le plus brièvement qu'il nous a été possible.

Enfin en dernier lieu nous décrirons les différents appareils qui ont été imaginés pour traiter les fractures du radius, nous les examinerons successivement, nous les comparerons les uns aux autres et nous tâcherons de montrer les avantages et les désavantages des uns et des autres avant de nous prononcer en faveur de tel ou tel.

En terminant nous donnerons la description des appareils actuellement en usage, ceux justement dont nous parlions au début de cette introduction, ceux que l'on applique partout et que l'on décrit si peu. Nous parlerons de leurs inconvénients, de leurs avantages, et nous indiquerons une légère modification que nous ne croyons pas décrite et qui nous semble devoir être adoptée, enfin nous réunirons en quelques lignes de conclusion les quelques renseignements utiles que nous avons cherché à donner dans cette thèse.

Nous n'avons pas dans notre humble travail la prétention de faire quelque chose d'original, ni de décrire quoique ce soit de nouveau, mais nous avons cherché à reproduire ce que nous ont enseigné nos maîtres dans les hôpitaux, à transcrire ici la description de ce que nous avons vu appliquer par eux dans les services que nous avons suivis.

HISTORIQUE.

Longtemps ignorées, les fractures du radius ont été longtemps confondues avec les luxations du poignet. Nous n'entrerons pas dans les détails que comporterait un historique complet de ces fractures. Nous nous bornerons à rappeler en quelques lignes les différentes phases par lesquelles a passé leur histoire. L'historique de ces fractures est fait dans tous les ouvrages qui traitent du sujet qui nous occupe ; il nous suffira de résumer, d'après les auteurs, ce qui a été dit avant nous.

D'après Schmit, auteur dont nous avons déja signalé la thèse et auquel nous ferons de fréquents emprunts, il est possible de diviser l'histoire des fractures en trois périodes. Il s'exprime en ces termes et nous nous contenterons de rapporter ce qu'il dit à ce propos.

«Dans une première et longue époque, obscurité complète : Ce sont les différentes lésions traumatiques de l'articulation voisine, c'est le diastasis, les entorses ou luxations du poignet qui captent l'attention, c'est la période d'inobservation.

«Mais l'affection est reconnue et décrite ; on s'attache surtout aux symptômes qui vont pouvoir le faire reconnaître au lit du malade ; tel chirurgien préconise tel signe, tel autre chirurgien, tel autre signe : en un mot c'est le diagnostic qui intéresse et préocupe ; c'est vers lui que tendent tous les efforts ; c'est la période clinique.

«Les symptômes connus, les autopsies font rechercher les causes du lieu d'élection de la fracture.

« C'est le mécanisme qu'on veut expliquer et pour cela on use largement de l'expérience

«Cette troisième période est notre époque contemporaine ou expérimentale. »

Au point de vue du traitement, seul point de vue qui doit nous occuper, dans la première période on trouve une mention dans un passage d'Hippocrate. Inutile de dire que ce traitement etait appliqué sans que celui qui l'appliquait connût l'affection qu'il traitait. Citons ce passage : «Si l'os supérieur est fracturé, l'os sain subjacent devient point d'appui et une extension modérée suffit. » (Hippocrate, t. III, p. 429, E. Littré.) Quelques auteurs, après Hippocrate, parlent des fractures du corps du radius, des manœuvres de réduction et indiquent certains jours, le septième par exemple, comme étant plus favorable à ces manœuvres (Galien).

Une indication thérapeutique se retrouve dans Avicenne (1556, p. 10, chap. X) lorsqu'il rapporte la possibilité des fractures du radius près de l'extrémité articulaire, indication thérapeutique que nous verrons répétée par tous les auteurs et que nous répéterons nous-même en parlant de certains appareils encore appliqués ; nous voulons parler du danger des appareils trop serrés, des appareils non surveillés ; danger fréquent et considérable. Bien des complications des fractures du radius, nous pourrions presque dire les seules complications des fractures du radius, sont dues au manque de soin, à un traitement mal compris ou à un appareil non surveillé. Qu'il nous suffise de rappeler ici l'observation si connue, citée dans les cliniques du professeur Gosselin.

Nous n'insisterons pas sur toute cette période ; Ambroise Paré, J.-L. Petit, Garengeot, Duverney, etc., ne s'occupent que peu de la fracture et nous ne trouvons dans ces auteurs aucun principe thérapeutique qui puisse être rapporté avec profit.

Il faut venir en 1760 à Pouteau, chirurgien de Lyon, pour voir apparaître la première description exacte de la fracture de l'extrémité inférieure du radius. Il en reconnaît la cause la plus fréquente, la chute sur la paume de la main, il en donne les signes presque complètement, enfin il indique la déformation caractéristique sans la dénommer, il facilitait à Dupuytren la découverte du premier traitement raisonné des fractures de l'extrémité inférieure du radius. Malgré la description de Pouteau, les chirurgiens ne reconnaissent pas encore son opinion. Lui-même admet la possibilité du rapprochement des deux os de l'avant bras, et nous voyons traitées par lui et les chirurgiens qui l'ont imité les fractures de l'extrémité inférieure du radius comme l'on traitait les fractures de la partie moyenne d'un ou des deux os de l'avant-bras. Rejet de tout appareil qui pourrait rapprocher les deux os, et, pour maintenir l'espace interosseux on met des rouleaux de charpie, de petits coussins (Pouteau), des compresses graduées (Desault), un ressort d'acier (Baudens), etc.

L'inutilité de ces appareils est flagrante. En effet, on sait qu'à ce niveau l'espace interosseux n'existe pas, que de plus, latéralement, le fragment inférieur est immobile et ne peut basculer sur un axe antéro-postérieur sans entraîner avec lui le cubitus, et par suite il est impossible qu'il se produise un changement quelconque dans leur position réciproque.

Dupuytren complète le tableau clinique déjà tracé par Pouteau et insiste sur le coup de hache radial, sur la déviation de la main en dehors, sur la déviation qu'il cherche à corriger par son attelle cubitale. Cette attelle constituée par une lame de fer recouverte de peau de chamois, ayant une longueur de 4 centimètres environ, était formée de deux parties. L'une était droite et avait la même longueur que l'avant-bras ; l'autre, de la longueur de la main, était recourbée à partir du point destiné à correspondre au corps en demi-arc de cercle et portait dans cette courbure plusieurs boutons (Dupuytren Clin. chirurgic., t. IV, p. 211).

Nous reviendrons en décrivant les différents appareils employés contre les fractures du radius sur l'appareil de Dupuytren.

Plus tard ce mouvement de la main sur le bord radial attira de nouveau l'attention des chirugiens et Blondin remplaça l'attelle de Dupuytren par deux attelles de bois coudées, non sur leurs faces, mais sur leurs bords. La partie droite s'appliquait sur les faces dorsale et palmaire de l'avant-bras, tandis que la portion coudée correspondait à la main et permettait de la ramener dans l'adduction (1).

(1) Gazette des hôpitaux.

Nous passons sur les discussions à propos de la fréquence relative des fractures du radius et des luxations du poignet et nous signalons seulement, chemin faisant, les diverses indications thérapeutiques ou les différents traitements que nous trouvons signalés. Traitement, il faut le dire, un peu négligé au milieu des discussions scientifiques et pathogéniques et qui subit des fluctuations variables suivant la théorie admise du mécanisme de la fracture suivant les déplacements qu'on lui décrivait.

En 1834 Rognetta (Considérations générales sur quelques points en litige, concernant les luxations et les fractures de l'avant-bras. Archives de médecine, 1834, p. 524, 549) donne, à la fin de son travail, quelques indications précises sur les fractures du radius chez l'enfant et aussi sur la réduction des cals vicieux.

Malgaigne, en 1832, avait déjà affirmé l'existence constante des fractures de l'extrémité inférieure du radius et la rareté, sinon la non-existence des luxations du poignet. Bientôt il donne la description de l'appareil qui a pris son nom et qui est encore employé par divers chirurgiens actuels. Nous le décrirons et nous aurons alors à signaler et ses avantages et ses inconvénients.

Avec Goyraud, d'Aix, 1832, commence la période expérimentale; apparaît une nouvelle théorie; aussi voyons-nous apparaître un nouveau traitement. Chacun des partisans de la nouvelle théorie, plus ou moins modifiée, propose un nouvel appareil. Goyraud propose deux appareils assez compliqués, destinés à opérer d'avant en arrière une pression assez forte pour empêcher les fragments en biseau de glisser l'un sur l'autre. Gudin et Didav voulaient même qu'on recourût à l'extension continue et en cela ils étaient conséquents avec eux-mêmes. Ces deux médecins n'ont pas réussi à faire un appareil convenable et ils ont renoncé à l'extension continue

Velpeau et Huguier ont chacun inventé dans le même but un appareil que les malades peuvent assez bien supporter, mais seulement tant que l'extension n'est pas pratiquée avec beaucoup de force.

Dès ce moment, 1842, apparaissent les recherches de Voillemier et les idées qui ont été admises jusque dans ces derniers temps, non sans rencontrer des oppositions plus ou moins énergiques. Suivant lui, c'est par l'écrasement, par pénétration que se produisent les fractures du radius ; suivant lui, par suite, ne pas réduire, ne pas désengréner les fragments, étendre la main pour que le poids de celle-ci ne sépare pas les fragments. Nous reviendrons sur le mode de traitement de Voillemier qui a été employé et nous verrons que souvent le résultat n'a pas répondu à l'attente du chirurgien.

Bonnet, de Lyon, en 1845 (Maladies des articulations), étudie expérimentalement le mécanisme de la fracture du radius et tend à admettre que celle-ci est toujours le résultat de l'extension forcée. Suivant lui la flexion ne causerait pas, ainsi que le veut Voillemier, une fracture du radius, mais des ruptures aponévrotiques tendineuses, des fractures des os du carpe, grand os, trapèze, etc.

De ces expériences un traitement nouveau découle. L'extension produit les fractures, il faut donc mettre la main dans une position opposée, c'est-à-dire dans la flexion et l'immobiliser dans cette situation. On le voit, position absolument contraire à celle donnée par Voillemier qui voulait immobiliser la main et craignait que le poids seul de celle-ci ne sépare les fragments et empêche la consolidation.

Nélaton admet l'inflexion forcée et pense que le radius se

brise parce que le choc qu'il reçoit tend à la courber davantage, et il se brise alors de son poids le plus faible. A cette théorie va correspondre un appareil encore employé de nos jours et que nous aurons à examiner en détail.

De là deux théories qui ont encore droit de cité et qui semblent actuellement admises sans conteste: l'écrasement, et l'inflexion latérale ; cette dernière semble plus discutée.

A ces deux mécanismes de la fracture du radius va bientôt s'en ajouter un troisième, c'est l'arrachement. C'est à M. Lecomte que l'on doit d'avoir défendu, soutenu, et fait admettre la théorie de l'arrachement dans les fractures du radius. Suivant lui, sans nier absolument la théorie de la pénétration, il l'admet comme rare, et si on en trouve des exemples, c'est que bien souvent cette pénétration n'est que consécutive à l'arrachement.

C'est l'opinion à laquelle se range M. Tillaux. Enfin nous trouvons dans les cliniques de M. le professeur Gosselin le résumé de la question. « Nous voici en présence des trois théories de l'inflexion forcée, de l'écrasement et de l'arrachement. Laquelle devons-nous adopter pour notre malade, laquelle dois-je vous conseiller d'adopter pour la plupart des cas? Aucune d'une façon exclusive et toutes les trois à la fois avec prédominance de l'une et de l'autre d'entre elles suivant l'âge du sujet. »

M. le professeur Gosselin fait intervenir deux conditions qui ne peuvent pas être reproduites sur le mort et qui contribuent beaucoup à la production de la lésion sur le vivant.

C'est d'une part la contraction musculaire et d'autre part la fragilité particulière des os amenée par la raréfaction sénile.

Cette dernière condition donnera suivant nous un élément important à la décision que nous admettons lorsque nous chercherons à différencier les fractures du radius et que nous tenterons de donner pour chaque classe une thérapeutique spéciale.

Dans le même ouvrage nous trouvons indiqué un traitement logique rationnel sur lequel nous aurons à revenir. En effet dans tous les livres qui l'ont précédé (nous faisons exception pour le Traité de pathologie externe de Nélaton, Follin et Duplay), on trouve bien peu de chose sur la question qui nous occupe ; un ou deux appareils décrits sommairement, les appareils anciens tels que ceux de Goyrand, de Malgaigne, de Nélaton rappelés en quelques mots, mais nous ne trouvons que peu de chose sur les indications que doivent remplir ces appareils, sur leur valeur relative, sur leur opportunité.

Enfin tous les jours dans les hôpitaux on voit divers appareils appliqués au traitement des fractures qui nous occupent, et quelquefois il est difficile de mettre sur chacun d'eux le nom du chirurgien qui l'a employé le premier. On nous permettra donc de décrire à la fin de notre modeste travail certains appareils dont nous avons su apprécier les résultats sans savoir le nom de leur inventeur.

Ces différents traitements sont appliqués en quelque sorte d'une manière constante, sans qu'on ait observé si on avait affaire à telle ou telle fracture du radius, si le mécanisme de la fracture avait été tel ou tel. Le même appareil convient à toutes les fractures. Il est juste de dire qu'elles étaient peu différenciées et qu'il nous faut recourir à la thèse de Schmit faite sous l'inspiration de M. le professeur Trélat pour voir éclairer d'une façon bien nette la description en quelque sorte anatomo-pathologique de l'affection qui nous occupe.

Qu'il nous soit permis en terminant de rapporter les conclusions de ce travail qui nous servirons en quelque sorte de base, avec les observations que nous aurons recueillies ou recherchées pour discuter le traitement de nos fractures.

La déformation caractéristique dans les fractures de l'extrémité inférieure du radius a des rapports constants avec l'âge des malades.

Tant que l'épiphyse n'est pas soudée au corps de l'os, on ne l'observe guère que dans la moitié des cas. De 20 à 40 ans sa fréquence est la règle, à peine 5 exceptions sur 100. Peu à peu cette fréquence diminue avec les progrès de l'âge: après 60 ans on ne rencontre guère plus qu'exceptionnellement la déformation caractéristique surtout chez la femme où elle n'est apparente que 11 fois sur 30.

Puis l'auteur envisage le résultat de ses expériences au point de vue de la résistance des os et termine en concluant que :

Le clinicien devra tenir compte de ces prédispositions d'âge, s'attendre à la déformation chez l'adulte, ne plus y compter dans un âge plus avancé et surtout chez la femme.

Nous avons rapporté ici ces conclusions, nous en avons dit plus haut la raison, et elles nous semblent l'expression de l'état actuel des opinions sur les fractures de l'extrémité inférieure du radius. De plus ainsi que nous l'avons dit plus haut, elles nous serviront de base pour l'institution du traitement.

DES INDICATIONS THÉRAPEUTIQUES FOURNIES PAR LES SYMPTOMES DES FRACTURES DU RADIUS.

Lorsqu'un malade se présente atteint d'une fracture de l'extrémité inférieure du radius, deux cas peuvent se présenter : 1° le malade présente les symptômes classiques, caractéristiques de la fracture du radius; 2° il ne présente que quelques-uns des signes; il a ou il n'a pas la déformation si bien dénommée par Velpeau, déformation en dos de fourchette.

Nous avons donné plus haut les conclusions de Schmit sur la fréquence de cette déformation, sur la cause de cette déformation; mais qu'il nous soit permis de sortir quelques instants de notre sujet pour ajouter quelque chose à ce qu'il dit, et quelques conclusions, que l'on peut tirer de son travail même, mais dont les éléments sont répandus dans toute la thèse.

Les fractures du radius se font par arrachement, par arrachement et pénétration, par pénétration seule.

Ce dernier mécanisme se produit à la suite de traumatisme violent : il se voit aussi bien chez l'adulte que chez le vieillard (lorsque ce dernier est soumis à un choc violent); il s'accompagne de la déformation et des signes pathognomoniques de la fracture du radius.

L'arrachement non accompagné de pénétration ne se voit pas chez l'adulte; ou du moins rarement c'est le mécanisme des fractures chez le veillard, c'est le mécanisme qui exige, pour produire une fracture, une fragilité marquée de l'os, une raréfaction considérable de ce tissu et un traumatisme léger, traumatisme qui eût été beaucoup trop léger pour produire un arrachement chez l'adulte. Chez le vieillard cet arrachement ne présente pas de symptômes nets; il n'y a pas déformation et bien souvent le diagnostic est difficile.

Dans quelques cas rares, mais dont nous trouvons quelques observations, il peut exister une fracture par arrachement à la suite de la chute sur le dos de la main, et alors dans ce cas le mécanisme de l'arrachement se fait en quelque sorte en sens inverse, et il existe certains symptômes qui peuvent permettre de faire le diagnostic, et par suite d'instituer un traitement qui devra différer de celui des fractures survenues par arrachement à la suite d'extension forcée.

Arrivons enfin à l'arrachement suivi de pénétration, c'est-à-dire du mécanisme le plus fréquent ; c'est par lui que se font les fractures des adultes toujours consécutives à un transmatisme violent, à une chute sur la paume de la main et ordinairement d'une grande hauteur. L'arrachement de l'extrémité inférieure du radius se fait primitivement, puis secondairement, l'action du corps conservant son impulsion et appuyant sur l'extrémité supérieure du fragment inférieur par l'intermédiaire du fragment supérieur, celui-ci pénètre dans le tissu spongieux du fragment inférieur et le fait éclater. A ces désordres se joint la rupture du cartilage triangulaire ou l'arrachement de l'apophyse styloïde du cubitus signalée en 1851 par M. Verneuil (Bull. de la Soc. anatomique, 1851 p. 265).

Cet arrachement expliquerait, suivant cet auteur, l'abduction possible et les déviations de la main que l'on observe à la suite des fractures. Ce mécanisme se trouve tout entier dans les fractures de l'extrémité inférieure du radius, se produisant chez le vieillard à la suite d'un grand traumatisme, et dans ce cas alors il est possible de retrouver la déformation caractéristique qui manque au contraire chez lui, ainsi que nous l'avons dit lorsque le traumatisme a été léger.

Dans tout ce qui précède il résulte que les indications varient suivant l'espèce de fracture à laquelle nous avons affaire, suivant les symptômes présentés par le malade.

Voyons donc rapidement ces symptômes : énumérons les simplement, il nous sera plus facile ensuite de voir quels sont les moyens d'y remédier.

Les malades atteints de fractures de l'extrémité inférieure du radius présentent ou ne présentent pas de déformation. De là deux variétés bien distinctes que nous allons examiner.

Lorsqu'il n'existe pas de déformation, il n'existe de la fracture que les signes que le chirurgien doit rechercher ; souvent le diagnostic est difficile, quelquefois même on est forcé de rester dans le doute, sans pouvoir affirmer s'il y a ou non fracture.

Les points douloureux limités sont un bon signe : au niveau de l'apophyse styloïde du cubitus, sur le radius près de son bord articulaire.

En effet, nous savons que c'est là que siège la solution de continuité des fractures par arrachement sans complication de pénétration. Le pli cutané radio-carpien sera légèrement remonté et parfois plus accentué que normalement ; enfin, et c'est dans ces fractures qu'on peut obtenir ce signe, il est possible souvent de percevoir la crépitation. Cela est facile à comprendre puisqu'il n'y a aucun engrainement des fragments. Ce signe est pathognomonique, comment l'obtenir ? Il faut saisir la main du malade et l'avant-bras, puis appliquant les deux pouces sur la face dorsale du poignet, le pouce de la main qui tient l'avant-bras du malade sur le fragment supérieur, celui de la main qui tient celle du malade sur le fragment inférieur, et imprimer ainsi des mouvements alternatifs d'avant en arrière. Il faut avoir soin, disons-le en passant, de ne pas confondre la crépitation osseuse avec la sensation obtenue par le frottement des deux surfaces articulaires dans certains cas d'entorse.

Malgaigne conseille de rechercher dans ce cas et par le même procédé la mobilité anormale, il serait arrivé dans certains cas à produire la déformation en talon de fourchette qui permet alors d'affirmer le diagnostic ; nous croyons que ce moyen ne doit être employé qu'avec grande réserve.

Enfin, comme dernier signe, mais inconstant dans cette forme de fracture, nous devons signaler l'élévation de l'apophyse styloïde du radius qui vient se mettre à peu près au même niveau que l'apophyse styloïde du cubitus. Nous dirons que dans les fractures avec déformation ce signe est constant.

D'après ces signes quelles sont donc les indications thérapeutiques de ce premier genre de fracture ? Empêcher autant que possible le gonflement des parties ou le faire disparaître s'il existe ; tendre à maintenir la main dans sa position normale et empêcher par suite la déformation de se produire ultérieurement, ainsi que dans certains cas de fracture non maintenue cela a pu se produire, comme dans le cas que nous citons parmi nos observations (obs. X). Ces indications une fois bien établies d'après les symptômes qui précèdent, nous devons, en parlant des appareils à appliquer, dire quels sont ceux qui nous paraissent produire les meilleurs résultats.

Parmi les fractures sans déformation il en est quelques-unes qui doivent dès maintenant attirer notre attention : ce sont les fractures produites par flexion exagérée. Dans ce cas les symptômes sont différents. La douleur, lorsque la main pend de son propre poids dans une demi-flexion, semble plus forte que dans le cas précédent. A la pression elle est vive, surtout sur la face postérieure du radius sur son bord articulaire. La crépitation est parfois possible a obtenir, parfois impossible. La mobilité anormale est le plus souvent nulle. Les apophyses styloïdes sont sur le même niveau.

Dans ces fractures, par conséquent, le poids de la main seul tend à augmenter la solution de continuité, tiraille des ligaments déjà fortement contusionnés et par suite occasionner une douleur plus ou moins vive au malade ; par suite indication d'immobiliser la main, et immobiliser de façon à ce que les surfaces fracturées soient en contact et par suite extension modérée de la main. Nous voyons ici une indication à remplir qui n'existait pas dans les fractures que nous avons examinées précédemment.

Arrivons maintenant aux fractures avec déformation ; c'est ici que nous allons voir les indications se multiplier et par suite le traitement jouer un rôle important dans le pronostic des fractures du radius.

Examinons d'abord d'une façon rapide ces déformations afin de rechercher ensuite quels seront les moyens de les corriger.

La déformation principale, celle qui fait qu'une fracture du radius classique peut se reconnaître, à distance pour ainsi dire, c'est la déformation que Velpeau a si bien dénommée la déformation du poignet en talon de fourchette. Prenons en la description dans le traité de pathologie interne de

M. Duplay; « Le membre est formé de trois plans, un pour l'avant bras et le fragment supérieur ; un second qui fait à un ou deux travers de doigt au-dessus de l'articulation, une saillie plus ou moins marquée et qui est formée par le fragment inférieur; un troisième, inférieur au précédent, représenté par le carpe ou le métacarpe. Le doigt promené de haut en bas sur l'avant bras et le poignet constate donc successivement la dépression du fragment brachial, la saillie du fragment carpien et au dessus une deuxième dépression produite par le renversement de la main.

Du côté de la face palmaire, on découvre un peu au-dessus de l'articulation radio-carpienne la saillie exagérée du fragment supérieur, et plus bas la dépression qui répond au déplacement en arrière du fragment inférieur.

Telle est la déformation type de la fracture du radius ; à celle-ci viennent s'adjoindre d'autres déformations tenant à la déviation latérale de la main.

C'est d'abord le transport de la main tout entière du côté du bord cubital, cette déviation qu'il ne faut pas confondre avec un mouvement d'abduction et un mouvement tel que l'axe de la main ne correspond plus à l'axe de l'avant bras ; il semble que celui-ci se trouve brisé et formé comme un véritable Z. L'axe de l'extrémité inférieure de l'avant-bras se dévie en dehors; l'axe de la main correspondant au médius se porte au contraire en dédans par rapport à lui. De là la saillie de la tête du cubitus et par suite un véritable coup de hache sur le prolongement du bord interne du cubitus.

A ce déplacement latéral de la main vient se joindre une déviation de façon à ce que l'extrémité des doigts se porte en dehors ; il existe de l'abduction. Ce mouvement d'abduction avait été exagéré par les auteurs et en particulier par Dupuytren, Blandin qui avaient l'un et l'autre cherché à y remédier par une attelle spéciale. Cette abduction est réelle, elle existe et est due au raccourcissement du radius par suite de la pénétration des fragments.

A cette même cause, il faut rattacher l'élévation constante de l'apophyse styloïde du radius qui irait se mettre à la même hauteur que celle du cubitus et quelquefois même plus haut qu'elle.

Cette abduction peu marquée, quelquefois à première vue n'en existe pas moins et l'élévation constante de l'apophyse styloïde en est une preuve. Par suite, sans employer l'attelle de Dupuytren, il est indiqué de remédier à cette position vicieuse de la main, de rendre au radius sa longueur primitive, enfin de faire cesser cet engrainement des fragments par la réduction de la fracture d'abord, par un appareil qui maintiennne la réduction ensuite. Nous verrons l'appareil qui nous sera préférable dans ce cas.

A ces déformations principales viennent s'en joindre d'autres qui sont dues à l'état des parties molles. Le diamètre antéro-postérieur de l'avant-bras est augmenté ; la main est légèrement fléchie parce que les tendons des fléchisseurs sont soulevés au niveau de la fracture ; en arrière on perçoit la corde des radiaux signalée par Velpeau ; enfin à la partie antérieure on peut voir le pli cutané radio-carpien très accusé et souvent remonté. Ce signe pour M. Tillaux aurait une grande valeur et serait presque pathognomonique d'une fracture du radius.

La crépitation, la mobilité anormale sont nulles dans la plupart des cas et cela est facile à comprendre, étant donné l'engrainement des fragments qui les immobilise dans leur situation vicieuse.

Est-il possible de reconnaître sur le vivant la pénétration

des fragments? Cette absence de crépitation et de la mobilité ; les commémoratifs, les déformations caractéristiques, feront supposer presque à coup sûr la fracture par pénétration. Pour s'en assurer il suffit souvent de faire la réduction en tirant sur le fragment inférieur et sur le fragment supérieur en sens inverse, on arrive alors à désengréner les fragments ; si à ce moment, pendant que l'on maintient la réduction on fait exécuter des mouvements d'avant en arrière aux deux fragments, il est possible d'avoir de la crépitation. Celle-ci disparaît quand on lâche la réduction ; à ce moment la déformation se reproduit et les deux fragments se remettent probablement dans la position qu'ils occupaient auparavant l'un par rapport à l'autre.

Ainsi donc pour nous résumer, trois déformations principales à corriger dans cette variété de fracture : la déformation en talon de fourchette, l'abduction, le transport de la main vers le bord cubital ; puis rémédier au gonflement ou l'empêcher de se produire, immobilisation de la main dans la position nouvelle qu'elle doit occuper.

Enfin, pour terminer il nous faut parler d'une variété de fracture avec déformation spéciale, fracture classée par Voillemier dans sa deuxième variété, ce sont les fractures produites par flexion de la main. Nous avons vu les fractures par flexion sans déformation, il nous faut étudier maintenant les fractures par flexion avec déformation. Dans cette variété de fracture il y a encore, suivant Voillemier (article *Avant bras*, dictionnaire Dechambre), pénétration du fragment supérieur dans l'inférieur, mais celle-ci a lieu en avant. C'est aussi dans ce sens que le fragment inférieur est fléchi. La surface articulaire est divisée en avant, mais relevée en dehors comme dans la fracture de la première variété.

Il est possible d'admettre ici un mécanisme un peu différent de celui de Voillemier et analogue à celui qui est admis actuellement pour les fractures à la suite de chutes violentes sur la paume de la main. Il peut y avoir eu d'abord arrachement de l'extrémité inférieure, puis pénétration de l'extrémité supérieure dans la première.

Les signes de cette fracture, suivant Voillemier, sont les suivants : on ne trouve plus la déformation en talon de fourchette ; le plan de la face postérieure du membre n'est plus coudé qu'en un seul point au-dessous de la fracture, presque au niveau de l'articulation, il se relève en arrière pour se continuer avec le carpe et le métacarpe.

Voillemier attribue cette position de la main au tiraillement exercé sur les extenseurs par le renversement en avant du fragment inférieur. De plus, en avant on rencontre une tumeur se confondant presque avec le talon de la main.

Les deux apophyses styloïdes sont à la même hauteur, il y a abduction de la main, quant à la tête du cubitus elle est très saillante en arrière.

Dans ce cas nouvelle indication, combattre la flexion en avant du fragment inférieur, remettre la main dans sa position normale en détruisant le coude formé à la face postérieure du membre au-dessus de la fracture. Par suite indication de maintenir la main élevée après avoir opéré la réduction, après avoir désengrainé les fragments.

Après avoir cherché à montrer après chaque variété de fractures qu'elles étaient les indications à remplir, nou n'aurons plus, en parlant du traitement proprement dit, qu'à décrire chacun des moyens qui ont été employés pour remplir ces indications.

En terminant, qu'il nous soit permis de résumer en quelques lignes les indications que doivent remplir les différents appareils que l'on peut appliquer aux diverses variétés que nous venons d'étudier à ce point de vue.

Dans les fractures sans déformation à la suite de traumatisme léger par extension forcée : immobiliser le membre dans une bonne situation, la main légèrement fléchie, prévenir ou soigner le gonflement.

Dans les fractures sans déformation par flexion : immobiliser le membre, la main légèrement étendue, prévenir ou soigner le gonflement.

Dans les fractures avec déformation par extension (fracture de l'adulte), grand traumatisme : réduction, maintenir la réduction.

Dans les fractures avec déformation par flexion : réduction, maintenir la réduction.

Pour ces deux dernières variétés nous aurons à voir quelle position il faut donner au membre pour que la réduction soit maintenue facilement.

DES COMPLICATIONS

PROVENANT D'UN TRAITEMENT INSUFFISANT OU MAL COMPRIS.

Après avoir vu les indications que doit remplir tout bon traitement des fractures du radius, voyons quels sont les inconvénients, quels peuvent être même les dangers d'un traitement mal fait ou d'unappareil mal appliqué.

Le moindre inconvénient qui puisse survenir ce sont des raideurs articulaires, de la gêne dans les mouvements des doigts. En effet, on sait depuis longtemps et nous trouvons le fait signalé par Tissier dans la Gazette médicale 1841 que les petites articulations immobilisées pendant un temps plus ou moins long, quelquefois très court, peuvent devenir raides parfois véritablement ankylosées. Les grandes articulations, le genou, la hanche peuvent supporter longtemps l'immobilisation, les petites articulations, les doigts, les orteils ne le peuvent faire.

Ainsi que le fait remarquer M. Gosselin dans ses cliniques, elles sont trop loin de la fracture du raduis pour qu'on puisse admettre une propagation de la phlegmasie. Il faudra donc prendre grand soin de ces petites jointures lorsqu'on fera choix d'un appareil, il faudra toujours avoir en vue la conservation de leurs mouvements pendant tout le temps du traitement.

Les gaines synoviales des tendons fléchisseurs et extenseurs peuvent être envahies par la phlegmasie de voisinage, mais souvent aussi il se fait des brides, des adhérences qui gênent les mouvement des doigts, brides ou adhérences dues absolument à l'immobilité. Cette gêne des mouvements, cette raideur articulaire peut devenir dans certains cas l'objet d'ennuis très grands pour le malade et même pour le chirurgien. Il faut persister très longtemps à des degrès divers et le traitement de cette complication devient parfois pour le malade plus pénible que le traitement ou la fracture elle-même. Les mouvements forcés, l'exercice qu'il faut faire exécuter à ces articulations sont extrêmement douloureux et parfois ne donnent pas aux doigts toute l'agilité qu'ils possédaient auparavant.

Il en est de même des mouvements de pronation et de supination qui quelquefois sont plus longs à reparaître complètement mais gênent moins le malade que ceux des phalanges.

Certains auteurs ont été même tellement effrayés de ses raideurs que nous trouvons dans Batailhé cette opinion qu'il faut se garder de prendre pour vraie « Cette fracture abandonnée à elle même laisse toujours une certaine déformation ; si on cherchait à obtenir une conformation parfaite on s'exposerait à une fausse ankylose». (Des fractures du radius, thèse de Paris 1848). Cette opinion est évidemment exagérée et un appareil bien appliqué donnera un résultat sans déformation aucune et il y a peu de chance de complication s'il est surveillé avec soin.

Après avoir étudié les troubles fonctionnels pouvant provenir de l'immobilité, et que l'on peut éviter par un traitement bien fait, signalons ce qui peut survenir à la suite d'un appareil insuffisant.

Ici il nous faut reprendre notre division des fractures en fractures avec ou sans déformation.

Dans les fractures sans déformation le plus souvent le malade guérira malgré l'appareil et le poignet gardera une forme parfaite. Mais il peut arriver qu'à la suite d'un appareil mal appliqué, il se produise ultérieurement une déformation qui sera plus ou moins accentuée plus ou moins gênante.

Cette persistance de la déformation est bien plus fréquente dans les fractures à la suite de grands traumatismes. Bien des appareils laissent persister cette déformation que bien des malades reprochent à leur médecin. Chez l'homme le poignet garde moins de force, mais à un degré minime, le mal n'est pas très grand. Mais la coquetterie féminine s'accord mal de cette malformation et la malade toujours en accuse le chirurgien. C'est dans ces cas surtout qu'il est urgent d'avoir un bon appareil, de l'appliquer bien et de pouvoir dans presque tous les cas affirmer la guérison complète.

Tels sont les accidents qui peuvent survenir à la suite de l'application d'un mauvais appareil. Arrivons maintenant aux complications graves, sérieuses, rares heureusement qui peuvent survenir à la suite d'application d'appareils dangereux.

L'avant-bras est le lieu de passage des artères nourricières de la main,et des doigts : c'est sur lui que doit porter la compression, c'est sur lui que se trouve appliqué l'appareil. Il faut donc bien prendre garde à ce fait, conserver la circulation dans l'avant-bras ; aussi bien la circulation du sang artériel que la circulation en retour du sang veineux.

Le premier pouvant amener des accidents tels que la gangrène, la seconde pouvant amener de l'œdème qui tuméfie le membre et le fait se comprimer lui-même sur l'appareil.

Pour l'avant-bras comme pour tous les membres atteints de fracture, il se produit dans les premiers jours un gonflement des parties molles plus ou moins considérable. Ce gonflement met le membre trop à l'étroit dans l'appareil et peut alors déterminer tous les phénomènes graves de la compression totale du membre. Le danger n'est pas spécial au membre qui nous occupe il se produit dans tous les membres sur lesquels on applique un appareil.

Aussi certains auteurs et avec raison n'appliquent d'appareils que lorsque le gonflement a disparu. Cette pratique a évité bien souvent des accidents aux malades. Pourtant avec certains appareils que nous aurons à décrire nous verrons que ce danger est bien diminué.

Ce qu'il faut surtout, et c'est le conseil que nous trouvons dans les cliniques de M. Gosselin, pouvoir surveiller l'appareil deux fois par jour, desserrer ou même enlever le bandage dans le cas ou une douleur vive ou bien un gonflement violent des doigts avertirait du danger.

Et à ce propos M. Gosselin rapporte une observation que nous allons transcrire pour démontrer que la douleur dans certains cas est un symptôme encore tardif.

C'est l'histoire d'une femme de 70 ans à qui son chirurgien avait mis dès le premier jour un bandage roulé pour une fracture de l'extrémité inférieure du radius droit. Une distance de deux lieues séparait la malade du praticien. Il fut convenu que ce dernier serait appelé si des souffrances peu vivesse produisaient, qu'autrement il viendrait seulement au bout de six jours. La malade ne souffrit pas ou souffrit trop peu pour faire demander le chirurgien et quand celui-ci arriva, il trouva la main et l'avant-bras gangrenés. Une action judiciaire des plus désobligeantes pour notre confrère s'ensuivit.

Ces dangers de la compression du membre par un appareil, sont surtout à redouter chez les gens âgés, chez les gens affaiblis, chez les enfants.

En résumé lorsque l'on a à traiter une fracture du radius il faut se préoccuper de 3 points. Eviter les raideurs articulaires des doigts en particulier, obtenir une guérison sans déformation, craindre les phénomènes dangereux qui peuvent se produire par compression.

DU TRAITEMENT

DES FRACTURES DE L'EXTRÉMITÉ INFÉRIEURE DU RADIUS

Avant d'aborder l'étude même du traitement des fractures qui nous occupent, il est un point sur lequel il nous faut revenir. Faut-il oui ou non mettre un appareil?

Certains chirurgiens s'abstiennent de tout appareil pour certaines fractures, certains même s'abstiennent pour toutes les fractures, craignant peut-être les inconvénients et les dangers que nous avons signalés.

Cette pratique qui, dans des cas assez nombreux, a pu ne pas avoir d'inconvénients, peut en avoir dans d'autres beaucoup plus nombreux.

Discuter la question lorsqu'il y a déformation serait oiseux, il semble naturel et le plus grand nombre des chirurgiens est d'accord sur ce point, qu'il faut un appareil pour corriger cette déformation.

Mais dans les cas fréquents où il n'y a pas de déformation, doit-on mettre un appareil ? doit-on s'exposer à avoir des raideurs articulaires? Ici la question est plus discutée et nous croyons pouvoir répondre par l'affirmative. En effet, si l'on ne met pas d'appareil, nous avons dit que dans certains cas il pourrait se produire une déformation ultérieure qui à un moment donné pourrait devenir plus difficile à corriger. De plus, s'exposerait-on à des raideurs articulaires? Avec certains appareils, oui ; avec certains autres, non ; aussi devra-t-on toujours choisir dans ce cas là un appareil contentif simplement et n'immobilisant pas les doigts.

Ainsi donc voilà un premier point qui pour nous se

trouve résolu, nous croyons qu'il vaut mieux mettre un appareil dans toutes les fractures du radius.

Mais après avoir examiné les fractures sans déformation, celles où il suffit de mettre un appareil pour maintenir le membre, il faut envisager les fractures avec déformation et en faire des fractures sans déformation, c'est-à-dire les réduire.

Dans tous les cas de fracture de cette seconde variété, il faut toujours faire la réduction si l'on veut obtenir une guérison parfaite, il faut faire la réduction et la faire complète, quel que soit le mécanisme que l'on admette, quel que soit le mode de production de la fracture, il faut réduire.

Comment se fait cette réduction ? Elle est ordinairement facile à obtenir, mais elle est difficile à maintenir ; nous examinerons cette deuxième question tout à l'heure.

Pour faire la réduction il faut, d'après le conseil de Dupuytren et son procédé n'a été que peu modifié, éloigner le membre du tronc, puis la face dorsale de la main étant tournée en dessus et l'avant-bras à demi fléchi sur le bras, faire saisir la partie inférieure de celui-ci par l'aide chargé de la contrextension. L'aide chargé de l'extension exerce alors sur la main des tractions graduées qu'il combinera avec une inclinaison de cette partie vers le bord cubital de l'avant-bras. Pendant ce temps, le chirurgien placé au côté interne du membre devra repousser de ses deux mains les chairs dans l'espace interosseux, puis agissant sur les fragments il cherchera à les remettre dans leur situation normale.

Une extension modérée est ordinairement suffisante ; aussi actuellement le chirurgien opère le plus souvent seul, il prend la main du malade mise en pronation, le dos dessus, avec une main le pouce au niveau de la face postérieure du fragment inférieur, les quatre doigts sur sa face antérieure, tandis que l'autre main est placée d'une façon analogue sur le fragment supérieur. Tenant alors l'avant-bras bien serré, il écarte les deux mains l'une de l'autre, l'une faisant l'extension, et l'autre la contre-extension ; portant la main du malade sur le bord cubital et refoulant avec les quatre doigts inférieurs le fragment inférieur en arrière tandis qu'avec l'autre main il soutient le fragment supérieur.

Ce procédé qui est le plus simple réussit généralement et pendant que l'on fait la réduction, on voit la déformation diminuer puis disparaître complètement. Si on lâche immédiatement ou presque immédiatement on la voit se reproduire et quelquefois plus marquée qu'avant la réduction.

Ce procédé de réduction qui est admis aujourd'hui par tous les auteurs était interdit par Voillemier qui « défendait résolument de tirer sur la main », et il donne à ce précepte la raison « qu'il ne s'agit pas de remettre bout à bout des fragments chevauchant l'un sur l'autre et que le raccourcissement tient à l'attrition du tissu spongieux et à la pénétration d'un des fragments dans l'autre » et il ajoute : « une telle traction n'aurait pour résultat que d'écarter momentanément les fragments, sans remédier à l'écrasement du tissu spongieux, et en détruisant leur enclavement, on les placerait dans des conditions moins favorables à la consolidation.

Il est possible qu'il ne s'agisse pas de ramener bout à bout les fragments qui chevauchent, mais il s'agit de remettre bout à bout des fragments qui se sont réciproquement pénétrés ; en effet si on laisse les fragments dans cette position sans les mettre bout à bout, la consolidation va se faire dans la position vicieuse, la déformation va persister, les apophyses styloïdes seront sur le même niveau, l'abduction ne sera pas corrigée et il faudra que cette abduction par racccourcissement du radius soit compensée par les articulations du carpe; certainement aussi cette réduction insuffisante devra laisser une augmentation du diamètre antéro-postérieur du poignet et cela est facile à comprendre puisqu'à ce niveau il y aura un cal ayant le volume de deux radius plus la propre augmentation de volume qu'il donne à toutes par sa présence même. Enfin, pour terminer, en quoi cette réduction met-elle les os dans une situation moins propre à la cicatrisation? ils ne sont plus engrainés il est vrai, mais ils sont bout à bout et dans la position de tout os fracturé, la réduction opérée.

Arrivons maintenant à la partie importante de notre travail, nous voulons parler de la description des divers appareils appliqués aux fractures du radius,

Nous ne parlerons pas des appareils qui ont perdu toute valeur tels que les rouleaux de linge de Pouteaux, les compresses graduées de Desault, le ressort d'acier de Baudens etc., Ces appareils n'avaient qu'un but celui de préserver l'espace interosseux, on sait que cet espace n'existe pas au niveau où se fait la fracture, par conséquent tous ces appareils sont devenus complètement inutiles.

Arrivons de suite au premier appareil qui ait été réglé d'après l'étude même des symtômes de la fracture et qui répond à quelques unes des indications que nous avons marquées dans un chapitre précédent.

Ce premier appareil est celui de Dupuytren. L'illustre chirurgien de l'Hôtel-Dieu chercha surtout à remédier à la tendance de la main à se porter dans l'abduction. L'attelle qui porte son nom n'eut pas d'autre but nous l'avons déjà décrite nous n'y reviendrons pas. L'appareil ordinaire des fractures de l'avant-bras étant appliqué, Dupuytren plaçait entre le bord interne du cubitus un petit coussin de balle d'avoine et il assujettissait sur lui à l'aide de quelques tours de bande l'extrémité droite de la lame de fer. Il plaçait ensuite entre l'index et l'indicateur une compresse matelassée ou un autre petit coussin, des extrémités duquel partaient deux rubans de fil qu'il conduisait en avant et en arrière de la main sur la partie recourbée de l'attelle où il les fixait sur un des boutons que l'on trouvait dans sa courbure. Il faisait ainsi éprouver à l'extrémité inférieure du membre un mouvement de bascule en rapport avec la hauteur des boutons auquels les rubans de fil étaient attachés en outre duquel la main était inclinée plus ou moins fortement sur son côté cubital. (Dupuytren, clinique chirurgicale t. IV, p. 211).

L'appareil de Blandin qui vient après tendait au même résultat, à redresser la main et à empêcher le renversement vers le bord cubital.Nous verrons lorsque nous décrirons les appareils appliqués actuellement que ce renversement de la main est corrigé. Blandin remplaçait l'attelle de fer de Dupuytren par deux attelles de bois coudées non sur leurs faces mais sur leurs bords. Leur partie droite s'appliquait sur la face dorsale et palmaire de l'avant bras soudés que la partie coudée correspondait à la main et permettait de la ramener dans l'abduction (Gaz. des Hôpitaux 1836).

On voit ici que la principale préoccupation était de ramener la main dans l'abduction. On s'occupait peu du déplacement on laissait la main dans une position intermédiaire à la pronation et à la supination et on s'occupait peu de la position relative des deux fragments.

Dans l'appareil de Cline et d'A. Cooper l'abduction est

obtenue par le poids de la main seule. Nous verrons le poids de la main servir dans un appareil moderne à maintenir la réduction. Dans l'appareil de Cline et d'A. Cooper les attelles sont placées sur la face palmaire et dorsale de l'avant-bras se prolongeant jusque sur les faces correspondantes de la main. Les attelles étaient fixées par une bande roulée et l'avant-bras soutenu par une écharpe d'où s'échappait la main, bien soutenue entre les extrémités des attelles. Abandonnée à elle-même elle pouvait se porter dans l'adduction et exercer ainsi une extension sur l'extrémité inférieure du radius.

Cet appareil qui semble fondé sur les mêmes principes que ceux que nous décrirons lorsque nous parlerons de l'appareil actuel, semble remplir le but que l'on se propose lorsque l'on soigne une fracture du radius. Il immobilise les deux fragments, pratique une sorte d'extension continue sur le fragment inférieur et semble bien maintenir la réduction. Pourtant nous lui ferons diverses objections qui nous engagent à le rejeter. Impossibilité de voir le membre malade caché par un bandage roulé ; compression difficile à mesurer de l'avant-bras ; enfin l'appareil n'agit pas sur le fragment supérieur pour repousser l'extrémité supérieure du fragment inférieur en arrière.

Nous passons sous silence l'appareil de Goyrand qui n'est plus appliqué actuellement et dont on peut trouver la description dans un mémoire sur la fracture par contrecoup de l'extrémité inférieur du radius publié dans le Journal hebdomadaire 1836, t. I, p. 177.

Disons un mot des appareils à extension continue destinés à empêcher la reproduction de la déformation après la réduction. Diday le premier eut l'idée d'appliquer l'extension continue, mais comme son appareil **présentait de** grandes difficultés d'application (Arch. méd., 3e série, 1837, t. I, p. 139). Huguier imagina les deux appareils suivants.

Dans le premier, Huguier enveloppe le poignet et la main d'une sorte de gantelet au moyen d'une bande qui fixe quatre lacs dont deux sont placés à la face postérieure et deux à la face antérieure de la main. Ces lacs sont ensuite rabattus vers les doigts et doivent plus tard servir de moyen de traction.

Après avoir enveloppé l'avant-bras d'une bande très fine et sèche, il applique sur la face antérieure une compresse graduée se terminant en biseau au niveau de la face palmaire de la main et sur la face postérieure une autre compresse graduée qui s'avance jusqu'à 2 centimètres environ de l'articulation, afin de ne pas exercer de compression sur les saillies que forment les crêtes osseuses du radius. Deux attelles avec des crans sur leurs bords, dépassent la main et sont maintenues par une bande qui prend sur ces crans des points d'appui. A l'extrémité des attelles sont placés des tenons qui s'élèvent perpendiculairement et sur lesquels on fixe les lacs qui exercent l'extension sur la main.

Dans son second appareil proposé pour les cas où l'avant-bras est maigre, M. Huguier après avoir garni le poignet comme précédemment emploie une compresse graduée antérieure mais plus longue qui peut, en se repliant, matelasser la partie inférieure du bras sur lequel une des attelles présentera son point d'appui. En arrière du bras il fixe avec une bande, deux attelles, une de carton, et une de bois léger; toutes les deux dépassent le coude et fournissent un point fixe à l'attelle postérieure de l'avant-bras. Le reste de l'appareil est en tout semblable au précédent.

L'extension continue fut encore mise en usage par Velpeau. Cette extension continue s'associe aux bandages inamovibles.

Velpeau appliquait deux appareils différents suivant que l'abduction était plus ou moins prononcée. Aprés avoir exposé que les fractures de l'extrémité inférieure du radius se consolident sans appareil et conseillé de s'en tenir le plus souvent à l'immobilité du poignet, il propose, dans certains cas où la déformation est marquée, de faire usage d'appareils inamovibles. C'est à cette variété d'appareils que l'on revient actuellement et nous verrons que cette règle de Velpeau est celle de la plupart des chirurgiens actuels.

Par le premier procédé qu'il met en usage, il ne s'occupe que des fractures où la déformation et surtout la déviation du poignet n'est pas très considérable. Après avoir redressé le membre, et refoulé le fragment inférieur vers la main par les tentatives de réduction que nous avons indiquées Velpeau plaçait une compresse imbibée d'eau de vie camphrée autour du poignet et appliquait un bandage roulé depuis la racine des doigts jusque vers le milieu de la hauteur du bras en ayant soin de ne comprimer que très peu les parties. Il place sur ce premier bandage des compresses graduées épaisses qui ne descendent que jusqu'à la racine du métacarpe, et dont l'antérieure se termine en forme de coin entre les éminences de la main; deux attelles de carton sont aussitôt posées en avant et en arrière sur toute la longueur des compresses. On a soin de les mouler exactement sur la région qu'elles doivent couvrir et d'en détruire les angles et les aspérités du côté de la main; une bande de 6 à 8 mètres imbibée de dextrine lui sert ensuite à recouvrir le tout d'un nouveau bandage roulé à deux plans superposés depuis la racine des doigts jusqu'au dessus du coude.

Comme ce bandage reste mou pendant quelques heures, Velpeau appliquait par dessus deux attelles de bois plus larges et plus longues que les attelles de carton, puis il les fixait par quelques tours de bande sèche afin de maintenir le poignet dans la situation ou l'extension et la contre-extension l'ont placé jusqu'à dessication de la bande dextrinée; ce qui a lieu au bout de 6 à 10 heures. Il enlève au bout de ce temps la dernière bande et les attelles de bois. Tant que le bandage n'est pas parfaitement sec on peut exercer sur lui des efforts dans tel ou tel sens de manière à fléchir plus ou moins la main et le poignet, soit en dedans, soit en arrière, selon le besoin.

Lorsque la déviation est très prononcée, il faut, l'avant-bras étant fléchi, les compresses et le bandage étant posés, envelopper le coude d'une sorte de genouillère qu'on rend inamovible en l'imbibant de dextrine et qui retient dans ses tours un lac ou une anse propre à fixer une attelle contre-extensive. Un bracelet, une manchette de toile dextrinée coiffe exactement la racine de la main et le poignet à la manière d'un entonnoir ; on y intercale aussi deux bout de bande en forme de lacs et on laisse sécher le tout. L'extension et la contre-extension sont faites ensuite au moyen des lacs sur une attelle plus longue que le membre et qui est terminée inférieurement par une branche perpendiculaire. Cette attelle et l'extension ne sont mises en œuvre qu'après avoir placé le bandage indiqué plus haut avec toute la régularité possible, on le laisse sécher en toute sécurité sans avoir besoin d'aucune attelle compressive; après quoi on enlève comme inutiles les lacs et l'attelle extensive.

Dans ces appareils à extension continue il n'y a guère que l'abduction de la main qui soit corrigée. Ils remplissent donc le même but que l'attelle de Dupuytren, de Blandin ; ils sont plus difficiles à appliquer ; aussi actuellement sont-ils rejetés presque universellement et Voillemier n'admet pas comme indifférente l'extension continue, il semble presque tenté de la rejeter comme nuisible.

Arrivons maintenant aux divers appareils que l'on peut voir employer dans les divers services de chirurgie. Quelques uns possèdent un nom, tels sont les appareils de Nélaton, de Malgaigne, de Gosselin ; d'autres, qui sont employés, on pourrait dire chaque jour, n'ont jamais été dénommés et surtout n'ont jamais été décrits. Il nous sera donc permis dans leur description d'être quelquefois incorrect; nous les décrirons en effet d'après nos souvenirs, d'après ceux que nous avons vu appliquer par nos maîtres dans les hôpitaux, ou que nous avons appliqués nous mêmes.

Appareils de Nélaton. — On applique sur la face dorsale du carpe et sur le fragment inférieur du radius deux ou trois compresses graduées, placées transversalement, d'autres compresses graduées sont appliquées à la face polmaire de l'avant-bras parallélement à l'axe du membre. Ces compresses sont repliées à leur extrémité inférieure de manière à représenter un rebord assez épais qui doit être placé à 1 centimètre environ au dessus de la saillie transversale que forme le fragment supérieur. Les compresses ainsi disposées, on place deux attelles que l'on fixe à l'aide d'une bande roulée ou de bandelettes de diachylon. Les choses étant ainsi disposées, l'attelle dorsale ne touche l'avant-bras que supèrieurement, en bas elle appuie sur les compresses graduées qui recouvrent le fragment inférieur et immédiatement au dessus de ces compresses il existe un vide. Quant à l'attelle palmaire elle repose sur les compresses graduées qui recouvrent l'espace intérosseux, mais comme ces compresses ne descendent pas jusqu'à la main il existe encore un vide entre cette attelle et l'extrémité inférieure de l'avant-bras.

A cet appareil, dans les cas ou l'abduction est très marquée, il faut adjoindre l'attelle cubitale de Dupuytren. Malgré cette attelle, cette déformation est rarement corrigée, surtout lorsqu'elle est considérable, il est rare que l'appareil soit suffisant. De plus, il faut supprimer l'appareil rapidement à cause des raideurs articulaires du côté des doigts.

Nous avons vu un autre appareil appliqué dans le service de M. le professeur Gosselin et qui semble beaucoup plus simple. Il consiste en un coussin appliqué sur la face palmaire de l'avant-bras, ne descendant pas au-delà du corps et permettant à la main de venir embrasser par sa paume l'extrémité antérieure de ce coussin. Celui-ci repose sur une attelle que l'on place au-dessous de lui et le tout est rattaché au bras, soit par une ou deux bandelettes de diachylon, ou un ou deux tours de bande.

Cet appareil, extrêmement simple, convient seulement dans les cas où la réduction se maintient facilement, où il n'est pas besoin de contention bien forte, où la position seule, le poids de la main suffit à maintenir cette réduction. Dans ce cas, la fracture est simplement maintenue, l'appareil agit surtout par l'immobilisation.

Voillemier indique un appareil dans son article du Dictionnaire encyclopédique, dont le but est de placer la main dans une situation opposée. Il cherche à empêcher celui-ci d'exercer par son poids des tiraillements douloureux sur l'articulation. « L'avant-bras étant placé dans une position moyenne entre la supination et la pronation, j'étends, dit-il, dans l'article précité, sur la face postérieure du membre une compresse longuette assez épaisse dont l'extrémité est repliée en plusieurs doubles pour former au-dessus de l'articulation un coussin transversal destiné à repousser en avant le fragment inférieur. Sur la face antérieure j'applique une autre compresse longuette qui s'arrête un peu au-dessus du siège de la fracture. L'attelle placée sur cette dernière compresse s'arrête au même point. L'autre attelle doit aller jusqu'à la racine des doigts; malgré cette grande longueur elle n'étend pas son action au-delà de l'articulation parce qu'elle est écartée du dos de la main par la compresse pliée en plusieurs doubles. Mais son extrémité libre et séparée de la face dorsale du carpe, fournit un point d'appui qui permet de soutenir la main avec quelques tours de bande et d'empêcher qu'elle n'exerce pas son poids des tiraillements douloureux sur l'articulation. »

Cette situation de la main dans l'extension a été exagérée par certains auteurs et nous avons vu traiter par plusieurs les fractures du radius, de façon à ce que la main soit placée jusqu'à angle droit avec l'avant-bras.

Cette position de la main dans l'extension peut être obtenue de différentes façons, aussi nous avons vu appliquer l'appareil suivant :

C'est une modification de l'appareil de Nélaton. L'attelle supérieure ne dépasse pas la compresse graduée placée transversalement sur le corps. Elle peut même être évidée de façon à ne pas blesser la face dorsale de la main. L'attelle antérieure au lieu de s'arrêter au niveau du corps, continue son trajet et s'étend jusqu'au niveau de la racine des doigts de façon à laisser, en quelque sorte, un vide entre sa face supérieure et la paume de la main. On peut alors interposer entre cette attelle et la paume de la main un corps arrondi quelconque qui repousse en quelque sorte la main et la mette dans l'extension forcée. Ordinairement le corps sera une bande placée transversalement et au niveau du talon de la main.

Cette position irrationnelle, au premier abord, semble pourtant avoir donné quelquefois de bons résultats, et nous la croyons conservée par certains chirurgiens.

Arrivons enfin aux appareils inamovibles, les appareils plâtrés, les appareils silicatés avec rouleaux d'ouate qu'emploie M. le professeur Trélat.

L'appareil silicaté avec rouleaux d'ouate de M. Trélat, peut se résumer en un bandage roulé silicaté au-dessus duquel on met deux rouleaux d'ouate, l'un au niveau du fragment carpien sur la face dorsale du poignet, l'autre au niveau du fragment supérieur sur la face palmaire de l'avant-bras.

Cet appareil présente le grand avantage d'immobiliser le poignet, de plus il corrige la déformation et tend à maintenir la réduction si celle-ci est facile à maintenir. C'est surtout dans les cas de fractures sans déformation, chez le vieillard par exemple, que cet appareil sera utile et pourra rendre de grands services par sa légèreté et par sa simplicité.

Mais si la réduction est difficile à maintenir il faudrait craindre, nous semble-t-il, de voir la consolidation se faire avec une légère déformation et le poignet en talon fourchette être conservé. Le silicate sèche trop lentement pour qu'il soit possible de maintenir pendant tout ce temps la réduction et aussi l'adduction, position dans laquelle on doit placer la main.

Arrivons aux appareils plâtrés, appareils qu'avec le précédent nous choisirons préférablement aux autres. Disons d'abord les raisons qui nous font les choisir.

C'est en première ligne la facilité d'application de l'appareil, la facilité avec laquelle on peut maintenir la réduction, l'impossibilité de compression dangereuse par le plâtre, et ici, qu'on nous permette d'expliquer notre pensée.

On peut appliquer un appareil plâtré dans deux circonstances, lorsque le gonflement a disparu ou pendant que celui-ci existe encore. Dans le premier cas il n'est aucune complication à craindre. En effet, l'appareil plâtré se moule sur les différentes parties qu'il est chargé de couvrir sans les serrer, il en prend exactement la forme et la compression si elle existe est uniformément répandue sur toutes les parties en contact avec l'appareil. Il n'y a donc nullement danger de voir des escharres, ainsi que pendant longtemps on l'avait vu, et cette compression purement superficielle laisse circuler le sang artériel et ne donne jamais lieu à des compressions suffisantes pour amener la mortification, ou du sphacèle des parties situées au-dessous de l'appareil.

S'il y a du gonflement lorsqu'on applique l'appareil le plâtre semble posséder un véritable pouvoir résolutif qui ne nous semble pas suffisamment connu.

Dès le lendemain de l'application d'un appareil plâtré, il est de règle de voir le membre revenu à de moindres dimensions, laisser entre lui et l'appareil plâtré un espace qui force toujours le chirurgien à resserrer la gouttière ou l'attelle devenue trop grande. Dans quelques cas même et ce que nous disons se voit aussi bien dans les fractures de jambe que dans les fractures du radius, il est nécessaire d'enlever et de refaire l'appareil qui ne maintient pas suffisamment les fragments.

Ceci étant dit comment doit-on appliquer l'appareil plâtré pour le traitement des fractures du radius. Il y a ou il n'y a pas de déformation. S'il n'y a pas de déformation nous avons déjà dit ce qu'il fallait craindre; la production ultérieure de cette déformation. Ce fait rare doit-être évité. Pour cela faire il suffira d'appliquer un appareil plâtré maintenant le poignet immobilisé dans une position intermédiaire à la flexion et à l'extension, et permettant ainsi que nous allons le recommander, le libre mouvement des doigts.

S'il y a déformation l'appareil plâtré devient utile comme appareil maintenant la réduction.

Voyons d'abord comment on applique l'appareil d'une façon générale. Nous examinerons ensuite les diverses positions qu'ont données à la main les différents chirurgiens qui se sont occupés plus spécialement de cette question.

L'appareil plâtré se compose d'une attelle de tarlatane formée de 10 à 15 doubles, suivant l'épaisseur nécessaire que l'on veut donner à l'appareil que l'on trempe dans du plâtre délayé.

Comment doit-être faite cette attelle? Qu'il nous soit permis d'ajouter ici une petite modification. On taille son attelle de façon à ce qu'elle forme une demi-gouttière à l'avant-bras, elle peut même remonter au niveau des apophyses styloïdes un peu au-dessus d'elles, et les recouvrir sans que jamais nous ayons entendu parler d'escharres produites à ce niveau. A la partie inférieure cette attelle ne doit pas dépasser l'interligne digito-palmaire. Les doigts lorsque le plâtre est sec devront pouvoir se mouvoir facilement. Le pouce dans l'appareil ainsi formé sera complètement ou tout au moins en grande partie immobilisé. En effet, on sait que l'on doit remédier au transport de la main en dehors, par suite ramener la main dans l'adduction. Or, pour cela faire on est forcé de donner un point d'appui à son appareil plâtré sur le bord radial de la main et par suite sur le premier métacarpien. Nous avons cherché à parer à cet inconvénient et à introduire une petite modification de façon à laisser au pouce toute sa liberté et à obtenir néanmoins le même résultat d'adduction de la main.

Il suffit pour cela de tailler son attelle de façon que son bord externe, à son extrémité inférieure, il existe une petite languette longue à peu près de 5 à 6 centimètres et large de 3 à 4 au plus. Par son bord inférieur cette languette se continue avec le bord inférieur de l'attelle elle-même, son bord supérieur se trouvant à angle droit avec le bord externe de l'attelle. Cette petite languette est destinée à contourner le premier espace interroseux et à venir former un demi croissant qui embrasse le bord externe du deuxième métacarpien, passant ainsi entre le pouce et le deuxième métacarpien.

Il faut avoir soin que cette petite languette ne soit pas trop large, sans cela elle pourrait blesser le repli unissant le pouce à l'index. Enfin on pourra évider légèrement le bord externe de l'attelle avant d'arriver à la base de la petite languette. de façon que les muscles de l'éminence thénar puissent se loger dans l'échancrure (si l'attelle est palmaire) et par suite laisser au pouce toute sa liberté d'action.

L'attelle une fois taillée et trempée à plusieurs reprises dans le plâtre liquide, comment doit-on l'appliquer ? Lorsqu'on applique un appareil plâtré il faut se rappeler une chose, à savoir que l'appareil plâtré ne réduit pas, il maintient les parties telles qu'il les trouve au moment où il se soldifie. Il faut donc qu'il trouve la réduction faite et il la maintiendra, sinon il maintiendra les fragments et le membre dans sa mauvaise position s'il le saisit en quelque sorte dans cet état.

Pour que l'appareil plâtré soit bien appliqué et ait un bon résultat, il faut que la réduction soit complète lorsque l'on applique l'attelle sur le membre. Pour cela le chirurgien fera la réduction de la fracture et la maintiendra pendant qu'un aide appliquera l'attelle plâtré et roulera la bande destinée à la fixer. Cette bande devra être peu serrée et ne servir qu'à appliquer et à mouler l'attelle plâtré sur le membre.

Pendant tout le temps que l'appareil sèchera, pendant tout le temps que le plâtre prendra, il faut maintenir la réduction. Cette condition est indispensable et ce que nous disons ici n'est point spécial aux appareils pour les fractures du radius; on peut généraliser et dire pour tous les appareils plâtrés de toutes les fractures.

La bande qui sert à maintenir l'attelle pendant qu'elle sèche devra être relevée au bout d'une heure ou deux après son application. Dès ce moment l'appareil est sec et maintient la fracture. Il serait dangereux de laisser la bande plus longtemps à cause de la compression qu'elle exerce sur l'avant-bras.

Cet appareil peut rester en place pendant quinze jours ou trois semaines; le malade peut faire mouvoir ses doigts, et lorsqu'on le retire, il est rare qu'il y ait de la raideur autre que celle de l'articulation radio-carpienne.

Arrivons maintenant à une question discutée et qui semble aujourd'hui résolue, nous voulons parler de la position à donner à la main qui soit favorable au maintien de la réduction de la fracture.

Deux situations tranchées sont en présence ; l'extension forcée et la flexion forcée ; l'une ou l'autre avec adduction.

Pour mettre la main dans la première position et la maintenir par un appareil plâtré, il faut faire la réduction, appliquer l'appareil sur la face palmaire de l'avant-bras, puis au-dessus de l'attelle en plâtre, une attelle en bois, dépassant le talon de la main. On glissera alors sur la face palmaire de cette attelle, entre elle et l'attelle plâtrée un corps quelconque un rouleau de bande, placé transversalement, qui revenant appliquer l'attelle plâtrée dans la paume de la main, la sèche dans cette position et lui permet de maintenir la main dans l'extension, appuyée sur cette partie de l'attelle repoussée en arrière. La languette que nous avons décrite s'appliquera sur le deuxième métacarpien et maintiendra l'adduction si on a soin de maintenir la main dans cette position pendant que le plâtre sèche.

La flexion forcée semble plus rationnelle et nous allons voir comment on peut l'obtenir. Disons d'abord qu'actuellement c'est la position qu'ont adoptée le plus grand nombre des chirurgiens.

La réduction doit être obtenue d'abord, ainsi que nous l'avons dit. Puis on fait l'attelle plâtrée ainsi que nous l'avons indiqué.

Ici deux questions se présentent et deux opinions se trouvent en présence : l'attelle doit-elle être appliquée sur la face dorsale ou sur la face palmaire de l'avant-bras.

L'application de l'attelle sur la face dorsale assure la circulation artérielle de l'avant-bras et de la main, permet de prendre un point d'appui plus solide et maintenant mieux la main dans la position qu'on lui a fait prendre par la réduction ; enfin l'appareil est un peu plus facile à appliquer et on peut plus facilement passer dans le premier espace interosseux, la petite languette plâtrée que nous avons décrite.

Tels sont les avantages, avantages considérables de l'attelle dorsale.

Mais à ces avantages il faut opposer un inconvénient important selon nous. Il est impossible avec cet appareil de se rendre compte de l'état du paquet, s'il existe une déformation quelconque, si celle-ci se reproduit sous l'appareil il est difficile de le reconnaître.

Cet inconvénient doit-il arrêter le chirurgien ? Nous ne le croyons pas dans les cas ordinaires qui sont les plus fréquents. La possibilité d'examiner l'articulation ne donne pas un grand avantage à l'appareil palmaire.

Ainsi donc : pour résumer les avantages que nous reconnaissons à ces deux appareils, pour l'un : facilité d'application, maintien plus certain de la réduction, circulation artérielle assurée ; pour l'autre : possibilité de constater et de surveiller l'état de l'articulation.

Lequel devons-nous choisir ? Il nous semble que deux cas soient à considérer : les cas simples et les cas graves. Dans les cas simples l'attelle dorsale semble préférable dans les cas graves au contraire, et nous rapportons ici l'opinion de M. Tillaux, opinion qui nous a été transmise par un de ses élèves, il est meilleur de mettre l'attelle palmaire, puisqu'elle laisse toute la face dorsale de l'articulation à découvert; on pourrait ajouter qu'elle permet de s'assurer que les fragments sont bien réduits, ce qui n'est pas toujours facile avec l'attelle dorsale, ainsi que nous l'avons dit plus haut.

Observation I (Due à M. Letulle, interne).

Maison (Antoine), 75 ans, entre le 22 juin 1876, lit n°6, salle Saint-Jean, dans le service de M. Trelat. Il éprouve dans l'avant-bras une douleur assez vive, les doigts mais non le poignet sont mobiles. Douleur notable à 2 centimètres au-dessus de l'article, mobilité anormale, légère crépitation; la déformation n'est pas celle indiquée comme caractérisant le dos de fourchette. Appareil de M. Trélat avec rouleaux d'ouate, le 30 juin il part pour Vincennes.

Obs. II (Citée de la thèse de Schmit).

La veuve C..., 66 ans se présente à la Charité à la consultation de M. Trélat, elle a été renversée par un cheval le 23 juin 1877. On fait revenir la malade le 27 salle Sainte-Rose pour lui appliquer un appareil silicaté. L'examinant avec plus de facilité on constate que l'avant-bras est gonflé, que le point maximum de la douleur est à 12 millimètres au-dessus de l'extrémité inférieure du radius; la main est déviée vers le bord cubital de l'avant-bras; mobilité en portant la main en arrière; on sent en avant une sorte d'hiatus, une ligne de séparation des deux fragments. Quant au dos de fourchette il n'existe pas.

Un appareil silicaté a été placé séance tenante; il est enlevé trois semaines après ; la fracture est consolidée, mais il y a de la gêne des mouvements. Cette femme venait de temps en temps. Un mois après elle était guérie.

Obs. III (Inédite). — Due à l'obligeance de M. Guiard, interne des hôpitaux.

Dans les premiers jours du mois de février 1881 entrait dans le service de M. Tillaux à l'hôpital Beaujon une malade atteinte de fracture à l'extrémité inférieure du radius compliquée de déchirure des ligaments internes et d'issue de 3 centimètres du cubitus par une plaie cutanée.

L'interne de garde après avoir lavé la plaie et la partie visible de l'os avec la solution phénique au quarantième pratiqua la réduction et fit l'occlusion avec baudruche et collodion. Puis comme le déplacement avait une grande tendance à se reproduire et que la tête du cubitus appuyait sur la plaie et compromettait l'occlusion il crut devoir appliquer l'attelle plâtrée dorsale que conseille M. Duplay.

M. Tillaux le lendemain matin désapprouva vivement l'application de l'appareil parce qu'il recouvrait le poignet et empêchait de voir ce qui se passait du côté de l'articulation. Cependant comme la malade n'éprouvait aucune douleur, qu'elle se sentait soulagée au contraire depuis le premier pansement et que l'appareil immobilisait les fragments dans une attitude convenable il ne voulut pas l'enlever.

Pendant les deux premiers jours tout parut aller à souhait. La malade ne souffrait pas, se levait mangeait bien, et dormait parfaitement. Mais le troisième jour vers le soir elle se plaignit de souffrir au niveau de sa fracture. Pendant la nuit elle fut prise de trismus. Le matin le tétanos étant généralisé, la température montait à 42°. M. Tillaux défit l'appareil, et trouva l'articulation suppurée sur le point de s'ouvrir. Il pratiqua une large incision et fit appliquer des cataplasmes phéniqués. En même temps pour combattre le tétanos il pratiqua dans la veine médiane céphalique une injection de 6 grammes de chloral. Une amélioration momentanée se produisit mais le malade n'en succomba pas moins dans la soirée.

Obs. IV (Personnelle).

La nommée R... (Marie), domestique, âgée de 24 ans, tomba le 7 septembre du haut d'une table, la main droite en avant dans l'extension forcée.

Elle vient le 12 du même mois à la consultation de chirurgie de l'hôpital Saint-Louis et on constate une fracture du radius droit des plus évidentes; déformation en talon de fourchette, la main dans l'abduction, le pli antérieur remonte les deux apophyses styloïdes sont sur le même niveau.

Il est impossible de percevoir la mobilité anormale ou la coaptation. Le gonflement, paraît-il, est plus considérable; actuellement le poignet est arrondi cylindrique; il présente sur la face antérieure une teinte ecchymotique marquée.

La malade vint dans la salle le lendemain matin (service de M. Péan) et l'interne fait la réduction et lui maintient la main dans l'extension forcée pendant qu'un aide applique sur la face palmaire de l'avant-bras une attelle en plâtre. Celle-ci ne dépassant pas le pli digito-palmaire.

Une atelle en bois est appliquée pendant que sèche le plâtre et la main est maintenue dans l'extension.

La malade est renvoyée chez elle et revient au bout de cinq jours. Le gonflement a presque complètement disparu ; l'appareil moins bien ajusté à cause de la disparition du gonflement est resserré avec des bandes de diacbylon.

L'appareil est enlevé le 30me jour. Raideur des doigts peu marquée. L'avant-bras semble amaigri. Le poignet est élargi. Persistance de la déformation moins accentuée.

Obs. V, VI, VII, VIII (Inédite).

Les quatre observations suivantes ont été recueillies dans le service de M. Labbé.

Les quatre malades qui en font l'objet arrivent le même jour se présenter à la consultation. Divers appareils leur furent appliqués de sorte qu'il a été facile de se rendre compte des différents résultats obtenus.

La nommée V... Eugénie âgée de 35 ans tombe le 9 janvier 1881 sur le poignet gauche le bras étendu, la main dans l'extension forcée elle vient à l'hôpital Lariboisière et entre salle Sainte-Jeanne le 15 janvier pour qu'on lui mette un appareil. Signes classiques de la fracture du radius. Déformation en talon de fourchette très accusée, apophyses styloïdes au même niveau, ni crépitation, ni mobilité anormale, la la main est dans l'abduction ; gonflement diminué, ecchymose. Les mouvements du poignet sont douloureux ; douleur à la pression le long du bord externe du radius et surtout sur le bord antérieur et postérieur de l'extrémité articulaire de cet os. L'apophyse styloide du cubitus est douloureuse à la pression ; pas de mobilité anormale.

La nommée G..., Rosalie âgée de 54 ans femme de journée travaillait à la compagnie des omnibus, elle est poussée violemment et tombe la main gauche en avant sur la paume de cette main. Douleur vive au moment de l'accident.

Elle entre salle Sainte-Jeanne le 15 janvier ; le bras est gonflé, la main dans l'abduction; déformation en talon de fourchette égalité des apophyses styloïdes, le pli cutané antérieur est remonté, enfin douleur au niveau de l'apophyse styloïde du cubitus.

La réduction s'obtint facilement par la traction et l'adduction combinée, lorsqu'elle est complète on peut avoir de la crépitation et de la mobilité anormale. Lorsque l'on cherche cette derniè en lâchant la réduction on constate que l'on augmente la déformation en talon de fourchette.

Le même jour, la nommée B..., Josephine âgée de 32 ans blanchisseuse après être tombée dans la rue le 11 janvier, se présente à Lariboisière pour qu'on lui mette un appareil. Elle entra salle Sainte-Jeanne et on constata une déformation peu marquée mais nette pourtant du talon de fourchette. Les autres signes de la fracture du radius ne permettent pas d'hésiter.

Enfin une quatrième malade la nommée F..., Marie âgée de 64 ans concierge vient le même jour à la suite d'une chute de sa hauteur, présentant une fracture de l'extrémité inférieure du radius.Cette femme parait plus âgée qu'elle ne l'est réellement. La figure est ridée, le cercle semble très marqué, la peau est sèche.

Le poignet droit sur lequel elle est tombée n'est point déformé, un peu plus cylindrique que normalement à cause du gonflement peu marqué d'ailleurs mais il n'y a pas de déformation en talon de fourchette. Les 2 apophyses styloïdes sont sur le même niveau, le pli antérieur remonté, douleur vive au niveau de l'apophyse styloïde du cubitus, et au niveau du bord postérieur et antérieur de la surface articulaire du radius.

A ces quatre malades on applique des appareils différents.

Aux deux premières chez lesquelles la déformation est si nette et si accentuée, la réduction faite, l'interne applique une attelle plâtrée dorsale à laquelle on a laissé la petite languette dont nous avons parlé. La main est mise dans la flexion forcée et l'adduction, et maintenue exactement dans cette position pendant tout le temps que met le plâtre à sécher.

Pour la troisième dont la déformation est moins accentuée on met une attelle palmaire, la main placée dans l'extension forcée et sans languette métacarpienne. La main fut tenue dans l'extension et l'adduction tant que le plâtre ne fut pas sec.

Enfin pour la quatrième dont le poignet ne présentait pas de déformation. La main fut immobilisée sans réduction dans une position intermédiaire à la flexion et à l'extension, les doigts bien libres et l'éminence thénar et le pouce libérés par une encoche faite sur le bord radial de la partie palmaire de l'attelle plâtrée,

Les 4 malades doivent revenir 8 jours après. On les voit le 23 janvier. Les appareils sont dans le même état. Les 2 attelles dorsales sont restées suffisantes, malgré la disparition complète du gonflement Les 2 attelles palmaires au contraire sont devenues trop lâches et sont resserrées par deux bandelettes de diachylon.

Les malades doivent revenir le 5 février.

Ce jour on enlève l'appareil de la 4e malade (64 ans sans déformation) Il y a très peu de raideur des doigts, les mouvements de pronation et de supination sont un peu gênés; gêne de la flexion et de l'extension de la radio-carpienne. Pas de déformation. On ordonne quelques bains sulfureux et le repos du membre.

On laisse encore l'attelle dorsale 3 jours pour les deux premières. Quant à la troisième dont la déformation était moins accentuée, on enlève l'appareil et on constate qu'il existe encore une déformation, mais beaucoup moins nette que le premier jour. Pas de raideur des doigts, raideur du poignet. Bains sulfureux et mouvements modérés.

Huit jours après on revoit les deux premières. On enlève les 2 appareils, chez l'une il reste une très légère déformation, chez l'autre le poignet un peu élargi et aplati a repris sa forme normale. Pas de raideur des doigts ni chez l'une ni chez l'autre. L'abduction de la main est totalement corrigée.

Obs. IX. — Fracture ancienne de l'extrémité inférieure du radius pénétrant dans l'articulation du poignet.

(Par le Dr Ch. H. Petit, ancien interne des hôpitaux. Société anatomique, juin 1876).

La pièce a été recueillie à l'amphithéâtre sur un cadavre de femme adulte destiné à la médecine opératoire. C'est l'extrémité inférieure d'un radius droit qui offre toutes les traces d'une fracture ancienne intéressé ayant la surface articulaire.... .

A la face antérieure du radius on remarque une convexité assez marquée dans le sens longitudinal, au lieu de la surface légèrement concave qui existe normalement en ce point : deux saillies transversales peu considérables, distantes l'une de l'autre de 5 à 6 millimètres et se perdant insensiblement vers les bords de l'os se voient au niveau de cette convexité ; la plus inférieure de ces saillies est située à un centimètre environ au-dessus du rebord articulaire. Du côté de la face dorsale, à part une très faible incurvation à concavité postérieure dans le sens de la longueur de l'os on ne remarque pas de vestiges appréciables de fracture. En dehors, la base de l'apophyse styloïde fait peut-être au-dessus du niveau du bord correspondant du radius, une saillie un peu accentuée qu'à l'état normal; mais cette apophyse elle-même ne paraît pas remontée par rapport au bord interne de la facette articulaire inférieure de l'os. Cette surface articulaire regarde en bas et un peu en arrière au lieu de regarder comme normalement en bas et un peu en avant, de telle sorte que son bord postérieur n'est plus situé au-dessous du niveau de l'antérieur, mais est au contraire plus élevé que celui-ci ; la pointe de l'apophyse styloïde entraînée par ce déplacement est sensiblement déviée en arrière de sa place habituelle.

Le cartilage articulaire présente deux fissures assez semblables à celles que l'on pourrait déterminer en l'entamant avec la pointe d'un stylet, si ce n'est que leurs bords sont macérés; ces fissures partent de l'extrémité dorsale de la crête antéro-postérieure qui partage en deux la facette carpienne du radius. L'une suit cette crête sur laquelle elle se perd insensiblement après un trajet de quelques millimètres. La seconde plus marquée que la précédente se porte sur le bord interne de surface cartilagineuse qu'elle rencontre à peu près vers sa partie moyenne et au niveau duquel elle cesse d'être appréciable, un repli de la synoviale est engagé et solidement maintenu entre les deux lèvres dans l'étendue de 4 à 5 millimètres du côté dorsal de l'os.

Nous avons crû utile de rapporter cette observation anatomo-pathologique qui montre le mode de guérison des fractures du radius non traitées et par suite la nécessité de les réduire et de maintenir cette réduction par un appareil approprié.

Obs. X (Personnelle).

La nommée R... (Constance), 62 ans, journalière, entre à l'hôpital Lariboissière, le 18 février 1881, salle Sainte-Jeanne, n° 19 (service de M Labbé).

Cette femme est tombée de sa hauteur sur la paume de la main deux jours avant son entrée à l'hôpital. Depuis ce temps, impotence du membre, et douleur aux mouvements et à la pression.

Les apophyses styloïdes sont à différentes hauteurs, mais on peut constater une légère élévation de l'apophyse styloïde du radius. L'apophyse styloïde du cubitus n'est pas douloureuse. Légère crépitation que l'on ne peut affirmer osseuse, peut être articulaire. Pas de déformation en talon de fourchette. Le poignet est cylindrique légèrement gonflé. Le bras est tenu en écharpe sans appareil. Bientôt au bout de 8 à 10 jours on voit la déformation caractéristique apparaître peu à peu. On constate alors la nécessité d'un appareil. La main est mise dans l'extension forcée, la réduction maintenue pendant la dessication de l'attelle plâtrée palmaire.

La main reste dans cette position trois semaines. Un mois après l'accident on enlève l'appareil et on constate de la gêne des mouvements radio-carpiens, une légère raideur des doigts. Enfin, la déformation en talon de fourchette est facile à constater surtout dans l'extension forcée.

La malade sort le 24 mars et revient au mois d'avril. La déformation persiste, le bras semble affaibli, le gonflement a disparu ainsi que la raideur des doigts, légère gène des mouvements de pronation et de supination.

Obs. XI (Due à M. Rotillan, externe du service).

Le nommé D... (Auguste), couvreur, âgé de 28 ans, tombe d'un toit peu élevé (1 étage) et se fracture le radius droit. Il entre le 19 août 1878, salle Saint-Augustin (service de M. Labbé) et présente tous les symptômes de la fracture du radius. Il a le poignet déformé, déformation en talon de fourchette ; les mouvements sont impossibles, la douleur est vive,

Quatre jours après l'accident on applique un appareil plâtré, attelle antérieure, de façon à maintenir la main dans l'extension forcée.

L'appareil est enlevé au bout d'un mois. Il existe encore de la déformation. Il y a de la raideur des doigts et de la gène des mouvements du poignet.

Le malade sort au mois de septembre guéri, mais avec de la déformation.

Obs. XII (Personnelle).

La nommée F... (Marie), 18 ans, domestique entre salle Saint-Jean, n° 29; le 17 janvier 1881 (service de M. Labbé).

Cette malade extrêmement forte, très grosse passant d'une fenêtre à l'autre pour rentrer chez elle, tombe du second étage sur le pavé.

On l'apporte à l'hôpital et on constate une fracture sur chacun des radius et une fracture du col du fémur.

La déformation des deux poignets est classique. Talon de fourchette, les deux apophyses sont au même niveau, douleur à l'apophyse styloïde du cubitus.

On applique un appareil plâtré à chacune des fractures du radius.

Du côté gauche, la réduction faite, on maintient la main dans l'extension forcée, tandis que du côté droit on la met dans la flexion et l'adduction.

Les appareils sont maintenus en place pendant trois semaines. Lorsque l'on enlève l'attelle appliquée du côté gauche, on constate qu'il existe encore une déformation en talon de fourchette très marquée; les doigts ne présentent pas de raideur articulaire, le poignet est mobile un peu gêné par les mouvements de pronation et de supination.

Du côté droit; le poignet n'est pas déformé, le talon de fourchette a complètement disparu le poignet légèrement cylidrique, les apophyses shyloïdes sont à leur place normale. Enfin, la douleur a complètement disparu. La malade reste dans le service pour sa fracture du col du fémur.

Obs. XIII (Personnelle).

La nommée Herzer (Célina), lingère, âgée de 32 ans, entre à l'hôpital Lariboissière salle Sainte-Jeanne, n° 24, le 17 mai 1881.

Elle est tombée de sa hauteur sur le dos de la main. Celle-ci dans la flexion.

En arrivant à l'hôpital on constate une douleur extrêmement vive au niveau de l'insertion du ligamment latéral externe de l'articulation radio-carpienne. Au niveau du bord postérieur de l'extrémité articulaire du radius. Peu de gonflement, pas de déformation. On peut en appuyant sur la face dorsale de son radius obtenir une mobilité anormale très peu étendue, mais sensible. Douleur à la pression au niveau de la tête du grand os. Diagnostic fracture du radius par flexion.

Un appàreil plâtré attelle palmaire, est appliqué, la main dans une position intermédiaire à la flexion et à l'extension.

La malade sort le 25 mai avec son appareil.

CONCLUSIONS

Pour le traitement des fractures de l'extrémité inférieure du radius il faut les diviser cliniquement en deux grandes classes. Celles où il n'existe pas de déformation, fractures des vieillards à la suite d'un traumatisme léger.

Celles ou il existe de la déformation, fractures d'adultes ou de vieillards à la suite d'un traumatisme violent.

Dans le premier cas, s'il n'y a pas de gonflement ou s'il a disparu, attelle plâtrée dorsale ou palmaire immobilisant la main, dans une position intermédiaire à la pronation et à la supination en ayant soin de laisser le pouce et les doigts libres. Permettre et ordonner les mouvements de ces doigts. Dans ce cas aussi on peut se servir avec avantage de l'appareil silicaté avec rouleaux d'ouate de M. le professeur Trélat.

Dans le deuxième cas : si le gonflement existe, attendre quelques jours ou si on peut surveiller l'appareil appliquer immédiatement un appareil plâtré qui peut dans certains cas par sa seule action le faire diminuer. Si le gonflement a disparu ou s'il n'existe pas réduire la fracture par traction sur la main malade, amener celle-ci dans l'adduction la fléchir, l'immobiliser dans cette situation.

Quels appareils employer dans ce but?

Pour maintenir l'adduction tailler l'attelle de façon qu'à l'extrémité inférieure de son bord radial il se trouve une petite languette qui plâtrée puis séchée s'appliquera le long du bord externe du deuxième métacarpien et par suite empêchera la main de se renverser en dehors. Cette petite languette plâtrée joue le rôle que jouait l'attelle cubitale de Dupuytren.

Pour maintenir la flexion : l'attelle peut être placée sur la face palmaire ou sur la face dorsale.

Dans les cas simples, attelle dorsale, circulation artérielle de l'avant-bras et de la main plus facile, maintien de la réduction plus complet, application plus simple de l'appareil.

Dans les cas graves dans lesquels il est besoin de surveiller l'état de l'article et la position réciproque des fragments, attelle palmaire, et avoir soin alors de faire la languette métacarpienne plus longue de façon à ce que passant sur le dos de la main elle maintienne celle-ci appliquée sur l'attelle elle même et l'empêche de s'étendre.

Retirer l'appareil au bout de trois semaines, un mois, de façon à être assuré de la consolidation. Si celle-ci tardait à se faire, laisser l'appareil, seulement avoir soin de faire mouvoir les doigts afin d'empêcher les raideurs articulaires qui ne sont pas toujours inévitables.

Paris. — A. PARENT, imprimeur de la Faculté de médecine, rue Monsieur-le-Prince, 31.
A. DAVY, successeur.

www.ingramcontent.com/pod-product-compliance
Ingram Content Group UK Ltd.
Pitfield, Milton Keynes, MK11 3LW, UK
UKHW031950260826
14628UKWH00004B/1983

9 782019 660741